BEI GRIN MACHT SICH IHR WISSEN BEZAHLT

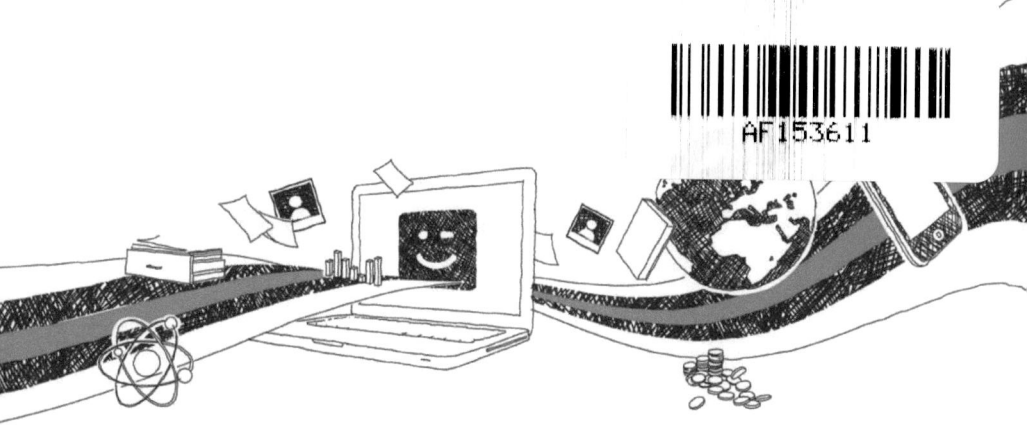

- Wir veröffentlichen Ihre Hausarbeit,
  Bachelor- und Masterarbeit

- Ihr eigenes eBook und Buch -
  weltweit in allen wichtigen Shops

- Verdienen Sie an jedem Verkauf

Jetzt bei www.GRIN.com hochladen und kostenlos publizieren

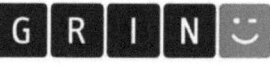

Die Rolle der Führungsebene bei der Integration eines betrieblichen Gesundheitsmanagements

Niklas Kumbroch

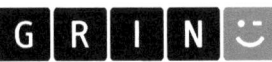

Bibliografische Information der Deutschen Nationalbibliothek:

Die Deutsche Nationalbibliothek verzeichnet diese Publikation in der Deutschen Nationalbibliografie; detaillierte bibliografische Daten sind im Internet über http://dnb.d-nb.de abrufbar.

ISBN: 9783346577733
Dieses Buch ist auch als E-Book erhältlich.

CBS
INTERNATIONAL BUSINESS SCHOOL

Gesundheitsmanagement für Vertriebler

Die Rolle der Führungsebene bei der Integration
eines betrieblichen Gesundheitsmanagements

Hausarbeit im Fach „Gesundheitsmanagement für Vertriebler"
Wintersemester 2021/22

MA 20 Sales Management und Vertriebspsychologie

Inhaltsverzeichnis

1. Einleitung

Das folgende Kapitel umfasst das Vorwort und die Relevanz, die Zielsetzung sowie den Aufbau der hier niedergeschrieben Arbeit. Im Sinne der Verständlichkeit, werden somit ein Rahmen und einleitende Worte gewählt, um den Leser bestmöglich auf die Thematiken des betrieblichen Gesundheitsmanagements vorzubereiten. Ergänzend ist darauf hinzuweisen, dass im Sinne der verbesserten Lesbarkeit ausschließlich die männliche Form verwendet wird. Dabei ist weiterhin anzumerken, dass sie ausnahmslos für beide Geschlechter steht.

1.1 Ausgangslage und Relevanz

„Betriebliches Gesundheitsmanagement trägt zu der Reduzierung arbeitsbedingter Belastungen und Beanspruchungen bei und unterstützt bzw. verbessert langfristig und nachhaltig die Gesundheit sowie Leistungsfähigkeit der Beschäftigten. Dabei werden nicht nur körperliche Belastungen identifiziert, sondern auch mögliche psychische Belastungen und Beanspruchungen berücksichtigt" (vgl. Pfannstiel/Mehlich, 2016, S.372).

Dieses Zitat von Dr. Annekatrin Wetzstein, Diplom Psychologin und Leiterin des Bereiches Evaluation und Betriebliches Gesundheitsmanagement im IAG (Institut für Arbeit und Gesundheit) der DGUV (Deutsche Gesetzliche Unfallversicherung) in Dresden, zeigt die hohe Bedeutung für Unternehmen, diesen Bereich im Management langfristig und nachhaltig zu optimieren. Unternehmen sind an Maßnahmen interessiert, die die Ausfallzeiten der Mitarbeiter und den Krankenstand reduzieren. Insbesondere kleine und mittlere Unternehmen, verfügen oft nicht über die finanziellen Mittel, um größere Maßnahmen für ein betriebliches Gesundheitsmanagement zu realisieren. Ferner ist der Führungsebene häufig nicht bewusst, welche entscheidende Rolle sie spielt.

„Alle Berechnungen der letzten Jahre zu der Entwicklung der Krankheitskosten in Betrieben und in unserer Volkswirtschaft zeigen eine eindeutige Tendenz: Nur auf

Behandlung und Heilung zu setzen und abzuwarten bis Krankheit zum Problem wird, bringt keine Lösung" (vgl. Busch, 2013, S.3).

Doch welche Bedeutung gewinnt ein betriebliches Gesundheitsmanagement heutzutage? Wie gelingt die erfolgreiche Integration und welche Barrieren sind dabei zu beachten? Mit diesen Aspekten befasst sich die vorliegende Arbeit unter der zentralen Fragestellung: Welche Rolle spielt die Führungsebene bei der erfolgreichen Integration des betrieblichen Gesundheitsmanagements?

1.2 Zielsetzung der Arbeit

Ziel der vorliegenden Arbeit ist es, die Bedeutung der menschlichen Gesundheit und damit einhergehend die eines betrieblichen Gesundheitsmanagements aufzuzeigen und darzulegen. Dabei soll vor allem auf die Entwicklung des Begriffs eingegangen und darauf aufbauend die notwendigen Schlüssel zur Integration des Modells dargestellt werden. Ausgehend davon wird die Bedeutung der Führungsebene näher beleuchtet sowie dargestellt, welche zentrale Rolle sie bei der erfolgreichen Integration und Umsetzung eines betrieblichen Gesundheitsmanagements einnimmt. Abschließend werden alle Ergebnisse zusammengetragen, Stellung bezogen und ein zukunftsgerichteter Ausblick dargestellt.

1.3 Gang der Untersuchung

Die Einleitung der Arbeit dient der grundlegenden Einführung in die Thematik des betrieblichen Gesundheitsmanagements sowie der Darstellung der zunehmenden Relevanz. Hierbei wird der Fokus auf die Voraussetzungen zur Implementierung eines geeigneten Konzeptes gelegt und welche angestrebten Ziele damit erreicht werden können. Kapitel zwei beinhaltet die theoretischen Grundlagen dieser Arbeit. Dazu werden der Begriff Gesundheit sowie die Bedeutung des betrieblichen Gesundheitsmanagements und der betrieblichen Gesundheitsförderung betrachtet. In Kapitel drei wird das betriebliche Gesundheitsmanagement, insbesondere die Entwicklung sowie die

Einführung eines BGM-Konzeptes anhand des 6-Phasen-Modells dargestellt. Ergänzend werden potenzielle Barrieren und Hürden bei der Umsetzung in jenem Kapitel verkörpert. Im darauffolgenden Kapitel wird die Rolle der Führungsebene in Anbetracht einer erfolgreichen Integration des BGM hinreichend erläutert und im Anschluss auf die bisherigen Veränderungen durch das BGM eingegagen. Die Arbeit schließt in Kapitel fünf mit dem Fazit sowie einer Handlungsempfehlung für die Einführung eines betrieblichen Gesundheitsmanagements ab.

2. Theoretischer Hintergrund

2.1. Die Gesundheit

Gesundheit ist der Zustand des „vollständigen körperlichen, geistigen und sozialen Wohlbefindens" und nicht nur des Freiseins von Krankheit und Gebrechen (vgl. Kaminski, 2013, S.11). Mit dieser Definition hat die Weltgesundheitsorganisation 1948 den Begriff der Gesundheit erstmals in einem positiven Sinne dargestellt. Historisch betrachtet wurde Gesundheit lange Zeit als Abwesenheit von Krankheit verstanden (vgl. Lippke, 2006, S.7).

In der heutigen Zeit wird Gesundheit dagegen eher als ganzheitlicher Begriff verstanden, da nicht nur das körperliche Wohlbefinden (z.B. Freisein von Krankheit und Beeinträchtigungen), sondern auch das psychische Wohl in Betracht gezogen wird (vgl. Lippke, 2006, S.8). Ökonomische, politische, kulturelle und soziale Faktoren können, laut der Ottawa-Konferenz 1986, die Gesundheit fördern oder schädigen. Im Sinne der WHO wird Gesundheit als Prozess definiert, der vielfältigen betrieblichen und sozialen Einflussfaktoren unterliegt (vgl. Rimbach, 2013, S.14).

Gesundheit wird in der Menschheit als sehr hohes und wertvolles Gut betrachtet, wodurch für Gesunderhaltung und Gesundheit eine anhaltende Anpassung an die jeweiligen Arbeits- und Lebenssituationen, aktuellen Gestaltungsspielräume und die verfügbaren Ressourcen notwendig sind (vgl. Rimbach, 2013, S.14). Wenn man den Begriff Gesundheit als Veränderungsprozess versteht, dann erschließen sich Wissen,

Erfahrungen, Methoden und Strategien zu einer bewussten Gestaltung von Veränderungsprozessen (vgl. Rimbach, 2013 , S.14).

Unternehmen müssen sich immer häufiger die Frage stellen, welche Angebote den Mitarbeitern zum Thema Gesundheit zur Verfügung gestellt werden sollen, denn dies hat Einfluss auf die Produktivität und Leistungsfähigkeit aller Mitarbeiter. Verbesserungen und neue Angebote im Bereich Gesundheit sind immer mit Investitionen verbunden. Folglich planen Unternehmen sehr genau, welche Investitionen und Maßnahmen sinnvoll und vor allem nachhaltig sind .

2.2. Definition des betrieblichen Gesundheitsmanagements

Durch ein betriebliches Gesundheitsmanagement (BGM) kann ein strategischer Ansatz für die Gesundheit der Mitarbeiter im Unternehmen gefunden und dieser konsequent sowie nachhaltig umgesetzt werden (vgl. Esslinger/Emmert/Schöffski, 2010, S. 210). Die Arbeitswelt befindet sich derzeit in einem beträchtlichen Veränderungsprozess. Arbeiten in einer digitalisierten Welt, fortschreitende Globalisierung, flexible Arbeitszeitmodelle, mobile Arbeitskultur, Home-Office, Leiharbeit und Minijobs sind nur einige Stichworte, die die aktuelle Situation in der Wirtschaftswelt beschreiben (vgl. Haberman-Horstmeier et al, 2018, S. 340).

Die betriebliche Gesundheitsförderung, das betriebliche Eingliederungsmanagement, der Arbeits- und Gesundheitsschutz, die Personalpflege sowie die Bereiche der Personal- und Organisationsentwicklung sind die Hauptbestandteile des betrieblichen Gesundheitsmanagements. Das betriebliche Gesundheitsmanagement beinhaltet daher betriebliche Prozesse und Strukturen, die eine gesundheitsförderliche Gestaltung von Organisation und Arbeit sowie die Fähigkeit zu einer gesundheitsfördernden Verhaltensweise zum Ziel haben (vgl. Badura et al, 2013, S. 173).

Baduras Aussage definiert das betriebliche Gesundheitsmanagement ziemlich genau, denn es ist eine zusammenfassende Bezeichnung aller Handlungsfelder rund um die gesundheitsorientierte Arbeit. Es verknüpft verschiedene Bereiche und setzt dabei auf nachhaltige Veränderungen in Strukturen und Prozessen einer Unternehmung. Zudem reduziert ein ausgearbeitetes BGM arbeitsbedingte Beanspruchungen und Belastungen, wodurch die Leistungsfähigkeit sowie die Gesundheit der Mitarbeiter langfristig und nachhaltig unterstützt werden. Dazu zählen nicht nur körperliche, sondern ebenfalls mögliche geistige Belastungen, die den Menschen stark in der Leistungsfähigkeit beeinträchtigen können (vgl. Huber, 2010, S. 67). Folglich stellt ein ausgearbeitetes und entwickeltes BGM ein ganzheitliches Konzept dar, mit dem Ziel erforderliche Maßnahmen zu steuern und zu koordinieren. Ein Konzept entsteht aus mehreren Maßnahmen, die wiederum der betrieblichen Gesundheitsförderung zugeordnet werden. Unverzichtbar für einen gelingenden BGM-Prozess ist die Vereinbarung von überprüfbaren und langfristigen Zielen. Nachfolgend wird die Frage geklärt, inwieweit diese in den Vereinbarungen nachzuweisen sind. Im Folgenden werden anhand eines Beispiels die wichtigsten Leitlinien und Prinzipen für ein seriöses betriebliches Gesundheitsmanagement in Anlehnung an die sogenannte Luxemburger Deklaration zur Gesundheitsförderung erläutert.

„Das Gesundheitsmanagement soll sich an den Prinzipien von Ganzheitlichkeit, Integration in die Organisation, Partizipation, Projektorganisation sowie an den europäischen Qualitätskriterien (Luxemburger Deklaration von 1997) und an der Gender-Mainstreaming-Strategie orientieren." (vgl. Kiesche, 2013, S.36)

Zahlreiche Instrumente und Methoden für die Kernprozesse des BGMs werden in den Vereinbarungen genannt und detailliert aufgeschlüsselt. Im nächsten Schritt wird erörtert, inwiefern bewährte und neue Instrumente für ein qualitätsorientiertes BGM bekannt sind aber auch genutzt werden. Diese Instrumente werden nachfolgend den beiden Phasen Analyse und Umsetzung zugeordnet. Der Begriff Instrumente ist nicht eindeutig definiert, da ebenfalls Umsetzungsmaßnahmen oder „Interventionen" wie z.B. Arbeitszeitgestaltung, Arbeitsplatzgestaltung oder Maßnahmen der Gesundheitsförderung genannt werden. Zu den Analyseinstrumenten zählen u.a. Krankenstanddaten und -analysen, Unfall-, Gefährdungs- und Belastungsanalysen sowie Mitarbeiterbefragungen. Zu den Instrumenten für Umsetzungsmaßnahmen zählen Informationsveranstaltungen, spezielle Seminare für Führungskräfte sowie Coachings oder Teamentwicklungsmaßnahmen (vgl. Kiesche, 2013, S.36). Die Instrumente der Umsetzung sind ebenso wichtig wie die der Analyse, da das beste Konzept ohne Unterstützung der Unternehmensführung nicht erfolgreich umsetzbar ist.

2.3 Abgrenzung der betrieblichen Gesundheitsförderung

„Die betriebliche Gesundheitsförderung ist ein wesentlicher Baustein des betrieblichen Gesundheitsmanagements. Sie umfasst die Bereiche des Gesundheits- und Arbeitsschutzes, des betrieblichen Eingliederungsmanagements sowie der Personal- und Organisationspolitik." (vgl. BMG, 2016)

Dieses Zitat des Bundesministeriums für Gesundheit von 2014 erklärt und definiert den Begriff betriebliche Gesundheitsförderung. Sie beschreibt einzelne Maßnahmen, die sich jeweils speziell auf einen Bereich beziehen, wie z.B. die Verbesserung der ergonomischen Bedingungen am Arbeitsplatz durch den Austausch von Bürostühlen. Die betriebliche Gesundheitsförderung beinhaltet „Maßnahmen des Betriebes unter Beteiligung der Organisationsmitglieder zur Stärkung ihrer Gesundheitskompetenzen sowie Maßnahmen zur Gestaltung gesundheitsförderlicher Bedingungen (Verhalten und Verhältnisse), zur Verbesserung von Gesundheit und Wohlbefinden im Betrieb sowie zum Erhalt der Beschäftigungsfähigkeit." (vgl. Kaminski, 2013, S.62).

Die Verknüpfung folgender Ansätze beschreibt die Verbesserung von Gesundheit und Wohlbefinden am Arbeitsplatz durch gemeinsame Maßnahmen von Arbeitnehmern, Arbeitgebern und Gesellschaft (vgl. Egger/Razum/Rieder, 2018, S.340):

- *Verbesserung der Arbeitsbedingungen und der Arbeitsorganisation*
- *Förderung einer aktiven Mitarbeiterbeteiligung*
- *Stärkung persönlicher Kompetenzen*

Als Ziele der betrieblichen Gesundheitsförderung werden die Gesundheit der Mitarbeiter, die Förderung von Gesundheitspotentialen sowie die Stärkung des Wohlbefindens am Arbeitsplatz verfolgt. Potenzielle Handlungsfelder definieren sich unter anderem in

6

Bewegungsmangel, falsche Ernährung, psychische Belastungen oder auch Suchtmittelmissbrauch. Das oberste Ziel der betrieblichen Gesundheitsförderung ist die nachhaltige Verhaltensänderung und Sensibilisierung der Mitarbeiter (vgl. Hochschule Bonn-Rhein-Sieg, 2017, S.9).

3. Das betriebliche Gesundheitsmanagement

3.1 Entwicklung des betrieblichen Gesundheitsmanagements

In Unternehmen wird das Thema immer intensiver behandelt und gewinnt zunehmend an Bedeutung – aber wie sieht der aktuelle Status des betrieblichen Gesundheits-managements aus und wie hat es sich historisch entwickelt? Diese Fragen werden nachstehend näher erläutert und beantwortet. Dabei lehnt sich der folgende Abschnitt an Ternés, A. et al. (2017) an und geht auf die Historie des BGMs ein.

Einer der ersten Ursprünge des aktuellen BGM ist in sehr pragmatischen Ansätzen zu finden, welche sich hauptsächlich mit der Wehruntauglichkeit junger Menschen beschäftigten. Der preußische König Wilhelm III. (1770-1840) erhielt 1828 eine Beschwerde von Generalleutnant Heinrich Wilhelm von Horn (1762-1829), dass Kinder unter gesundheitsgefährdenden Bedingungen und häufig mehr als 13 Stunden am Tag arbeiteten. Doch erst 1839 konnte der Beginn der Sozialpolitik mit dem „Preußischen Regulativ" verzeichnet werden, indem das Mindestalter auf neun Jahre angehoben und eine maximale tägliche Arbeitszeit für unter 16-Jährige auf zehn Stunden begrenzt wurde. Nachts und an Sonntagen wurde Kinderarbeit grundsätzlich verboten. Das Pilotprojekt wies erstmals eine Voraussetzung rudimentärer schulischer Kenntnisse voraus, die durch die Polizei und Schulbehörde kontrolliert wurden und später als Vorbild für ähnliche Regelungen in Bayern und Baden diente (vgl. Ternés et al, 2017, S.2).

„Der Primat der betrieblichen Gesundheitspolitik lag seit Ende des 19. Jahrhunderts auf der Verhütung von Unfällen sowie der Vermeidung von Berufskrankheiten. Erst die politische Bewegung der Demokratisierung des Arbeitslebens setzte in den 60er- und 70er-Jahren mit den Leitbildern Humanisierung der Arbeit sowie menschengerechter Arbeitsgestaltung neue Impulse, die sich in der Bundesrepublik u.a. 1972 im

Betriebsverfassungsgesetz und 1973 im Arbeitssicherheitsgesetz niederschlugen." (vgl. Rimbach, 2013, S.23).

So sollte Arbeit für den Einzelnen durch Verbesserung und Belastungsabbau der Arbeitsbedingungen nicht nur schädigungsfrei, sondern auch persönlichkeitsförderlich gestaltet werden (vgl. Rimbach, 2013, S.23). Anschließend folgten die Phasen der Automatisierung und der Rationalisierung sowie des Lean Managements. Während dieser Phase gewann das Qualitätsmanagement erheblich an Bedeutung (vgl. Rimbach, 2013, S.24). „Erhöhte Qualitätsansprüche und begrenzte Personaldecken führten dazu, dass die Anwesenheits- oder Fehlzeitenquoten der Beschäftigten zu einem bedeutsamen Faktor in das Zentrum der Betrachtung rückten". In diesem Zuge wurde erstmals versucht Konzepte zu entwickeln, um die Fehlzeiten zu reduzieren. Diese Konzepte wurden weiterentwickelt, da sie in der anfänglichen Form nur bedingt anwendbar waren (vgl. Rimbach, 2013, S.23-24). Hieraus hat sich das betriebliche Gesundheitsmanagement entwickelt, mit geeigneten Maßnahmen die Mitarbeitergesundheit zu optimieren. Zusätzlich kann belegt werden, dass ganzheitliche Konzepte zur betrieblichen Gesundheitsförderung nachhaltige bzw. langfristige Erfolge mit sich bringen und steigenden Fehlzeiten entgegenwirken können. Wienemann weist darauf hin, dass sich das Konzept des integrierten BGM mehr und mehr durchsetzt.

Durch Angabe von Kennzahlen lassen sich Ergebnisse eines ganzheitlichen Konzepts anschaulicher präsentieren. Mittlerweile wird bereits im betrieblichen Gesundheitsmanagement zwischen harten und weichen Kennzahlen unterschieden. Warum werden Kennzahlen im BGM genutzt? Durch diese lässt sich der Handlungsbedarf von BGM-Maßnahmen ermitteln, die Wirkung von Projekten und Maßnahmen bewerten sowie die Wirksamkeit dieser Maßnahmen steuern und überwachen.

Harte (objektive) Kennzahlen zeigen betriebswirtschaftliche Sachverhalte, wie z.B. Fehltage, Fluktuationsrate und Teilnehmerquote, welche sich durch monetäre Einheiten darstellen und vorwiegend durch das Unternehmen selbst messbar sind (vgl. Hochschule Bonn-Rhein-Sieg, 2017, S.13). Weiche (subjektive) Kennzahlen hingegen zeigen psychologische Sachverhalte und Gesundheitsressourcen, wie z.B. Mitarbeiterzufriedenheit und psychische Gefährdungsbeurteilung. Diese lassen sich nicht monetär darstellen, sondern werden durch qualitative Parameter erfasst. Dazu zählen subjektive Beurteilungen der Mitarbeiter zur eigenen Gesundheitssituation sowie zur Bewertung der betrieblichen Faktoren. Die Implementierung eines BGM erfordert nicht nur die Organisation einzelner Maßnahmen wie bspw. Stresspräventionskurse oder Rückenschule, sondern es müssen grundlegend neue Strukturen im Unternehmen geschaffen werden (vgl. Ternés et al, 2017, S.5).

3.2 Integration des BGM an Beispiel des 6-Phasen Modells

Die Konzeptentwicklung eines betrieblichen Gesundheitsmanagements erfordert eine sehr genaue Planung und eine disziplinierte Umsetzung der Maßnahmen. In vielen Unternehmen werden spezielle Arbeitsgruppen zusammengestellt, welche sich intensiv damit beschäftigen, ein BGM zu planen, entwickeln und zu optimieren. Heute stehen Unternehmen vor der komplexen Aufgabe, sich den Anforderungen eines sich rapide verändernden Arbeitsmarkts zu stellen (vgl. SGS Schaumburg, 2013, S.2):

- Der Kampf um qualifizierten Nachwuchs ist härter denn je (War for Talents)
- Eine ausgewogene Work-Life-Balance gewinnt immer mehr an Bedeutung
- Das Rentenalter steigt
- Der Altersdurchschnitt der Mitarbeiter wächst stetig

Durch gezielte Maßnahmen ist es möglich, auf diese Entwicklung zu reagieren, indem man positiv auf Qualität, Markterfolg und Produktivität einwirkt. Laut Experten des betrieblichen Gesundheitsmanagements besteht zwischen Gesundheit der Mitarbeiter, Motivation und Produktivität eine Verbindung, welche alle drei Kriterien beeinflusst. Ein funktionierendes Konzept kann die Wettbewerbsfähigkeit sichern, doch dieses bedarf einiger Maßnahmen, die bei der Umsetzung einzuhalten sind und nachfolgend anhand des 6-Phasen-Modells dargestellt und erläutert werden. Die SGS Sport und Gesundheit in Schaumburg ist als externer Berater für Unternehmen im BGM tätig. In Bezugnahme auf das 6-Phasen-Modell erläutert die SGS, 2013, die einzelnen Phasen im folgenden Abschnitt.

Dieses Modell eignet sich zur Einführung eines BGM-Konzeptes, welches den Prozess Schritt für Schritt darstellt und erklärt. Zu einem betrieblichen Gesundheitsmanagement gehören nicht nur Arbeitssicherheit, „Fitness Essen" in der Kantine oder Sportwochen. Der eigentliche Gedanke hinter einem systematischen BGM besteht darin, dass Gesundheit bei allen Strukturen und Entscheidungen im Betrieb eine wichtige Rolle spielt und hoch priorisiert wird. Gegliedert wird dieses Modell in sechs verschiedene Phasen:

Phase 1 – Bedarfsabstimmung:

Begonnen wird mit der Bedarfsabstimmung, welche eine Gesundheitsstrategie festlegt. Anschließend wird ein Team mit wichtigen Interessenvertretern und Entscheidungsträgern gebildet. In einem Workshop entwickelt das Team eine erste Grobplanung und die Zieldefinition. Es bildet die Grundlage des BGMs.

Phase 2 – Analyse:

Im zweiten Schritt werden die Fehlzeiten- und Unfallstatistik, Mitarbeiterbefragung, Arbeitsplatz- und Tätigkeitsanalyse sowie die Gesundheitssituation im Unternehmen untersucht, welche als Informationsquelle zu den Belastungen und zur Gesundheitssituation dienen.

Phase 3 – Interventionsplanung:

Nun werden zielführende Maßnahmen aus der vorherigen Phase ausgewählt, die dann methodisch und inhaltlich auf das Unternehmen zugeschnitten werden. Dazu zählen nicht nur neue Ideen oder Maßnahmen, sondern auch die Weiterentwicklung bestehender Angebote, durch die Erstellung eines Maßnahmenplans mit Prioritäten.

Phase 4 – Umsetzung:

In der kostenintensivsten Phase werden die Maßnahmen der vorherigen Schritte realisiert. Weitergehende Initiativen wie Seminare, Workshops, Vorträge o. ä. werden für eine bessere Kommunikation der Angebote im Unternehmen zur aktiven Gesundheitsförderung durchgeführt.

Phase 5 – Evaluation:

In diesem Schritt werden die durchgeführten Maßnahmen in Form eines Soll-Ist-Abgleichs bewertet. Hierfür werden dieselben Instrumente wie in Phase zwei genutzt. Diese Bewertung soll nicht nur eine kritische Rückschau, sondern auch die mögliche Weiterentwicklung des BGMs durch weiterführende Maßnahmen darstellen.

Phase 6 – Nachhaltigkeit:

Die letzte Phase resümiert wichtige Faktoren, die den Erfolg des BGMs stark beeinflussen. Hierzu zählen insbesondere Kontinuität und Konsequenz in den Phasen eins bis fünf. Dabei ist final der Begriff der Nachhaltigkeit von hoher Bedeutung, damit das BGM ein fester Bestandteil der Unternehmenskultur wird und auch bleibt (vgl. SGS Schaumburg, 2013, S.5,7).

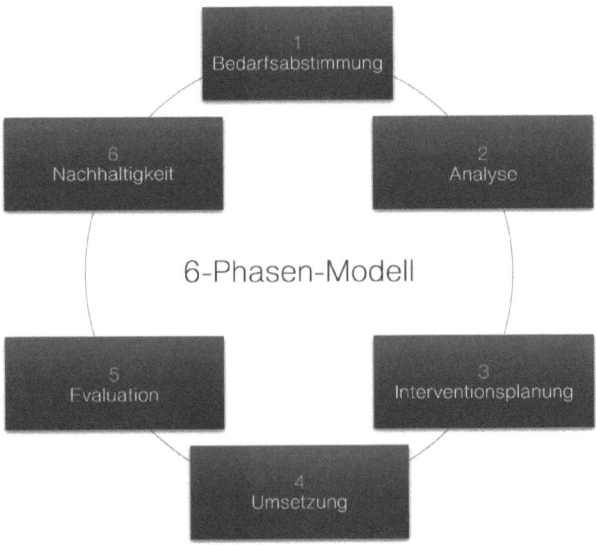

Abbildung 1: „Das 6-Phasen-Modell" (eigene Darstellung)

3.3 Hürden bei der Integration

Der folgende Abschnitt lehnt sich an Kaminski, M. (2013) an und veranschaulicht drei zentrale Barrieren, welche ein Unternehmen bei der Umsetzung des betrieblichen Gesundheitsmanagements aufhalten können.

Die erste Barriere liegt nicht im Mangel an Informationen über die Einführung eines BGM, sondern vielmehr im Mut und der Entschlossenheit, die möglichen daraus resultierenden Konsequenzen zu tragen. Wird die komplette Verantwortung der Umsetzung für ein BGM in die Hand externer Dienstleister gelegt, kann ein Konzept nicht funktionieren. Ein BGM ist mit jedem einzelnen Mitarbeiter im Unternehmen verknüpft und ist ein inhärenter Bestandteil des Unternehmens, was nicht durch externe Trainer für Fitnessstudios oder betriebsärztliche Leistungen ersetzt werden kann. Kontinuität sollte beim gesamten Projekt gewährleistet sein und keine einzelnen Bausteine, wie bspw. ein bestehendes Fitnessstudio aufgrund eines gekürzten Budgets wegfallen. Veränderungen im Unternehmen müssen rechtzeitig geplant, abgesprochen und kommuniziert werden. Durch eine realistische, nachvollziehbare Zielsetzung und eine glaubhafte Führung kann man diesen Barrieren frühzeitig erkennen und überwinden.

Die zweite Hürde ist die Angst vor der Veränderung. Sobald Verantwortliche gefunden und die finanziellen Mittel bereitgestellt wurden, muss das vertraute, berechenbare Umfeld verlassen werden, indem man aus der Schutzzone heraustritt und Neues ausprobiert. Die Optimierung eines Prozesses muss allen angekündigt werden, denn die Unsicherheit der Mitarbeiter kann nur durch eine gute Kommunikation, Überzeugungsarbeit und aktives Einbinden aller Beteiligten genommen werden. Das interne Marketing hat anschließend die Aufgabe, dem BGM „Namen und Gesicht" zu verleihen, denn dies verhilft dem Konzept zum Erfolg. Ferner sollte der BGM-Verantwortliche Teil der Unternehmensführung sein und über ausreichend Mitarbeiterakzeptanz verfügen, denn er ist verantwortlich dafür, dass die Projektgruppe arbeitsfähig bleibt.

Die letzte zentrale Barriere liegt in der fehlenden Einbindung, Informierung sowie Koordination relevanter Stakeholder. Mittlerweile hat fast jedes größere Unternehmen Mitarbeiter in verschiedenen Abteilungen, welche sich mit dem Thema Gesundheit der Beschäftigten zumindest teilweise oder in übergeordnetem Sinne befassen und dabei dasselbe Ziel verfolgen. Hier greift das Stakeholder-Management, welches die Zusammenarbeit der verschiedenen Bereiche koordiniert und die jeweiligen Schnittpunkte, wie bspw. Arbeitssicherheit, Mitarbeiterentwicklung oder Ergonomie am Arbeitsplatz miteinander verbindet. Mit dem Stakeholder-Management sollen die Betroffenen zu Beteiligten gemacht werden, um Input und Ansichten aus verschiedenen Zuständigkeitsbereichen zu erhalten. Eine gute Zusammenarbeit mit dem BGM-Verantwortlichen ist zwingend notwendig, da davon nicht nur die Gesundheit der Mitarbeiter abhängt, sondern auch die des Unternehmens. Bei Notwendigkeit müssen vereinzelte Bereiche neu strukturiert und aufgebaut werden, indem Aufgabenbereiche verteilt oder die Organisation überarbeitet werden. Dahingehend ist im Vorfeld ein Stakeholder-Management einzuführen, die Mitarbeiter der betroffenen Funktionen und deren Aufgaben zu erkennen sowie das Mitspracherecht bei der Ernennung des BGM-Verantwortlichen zu definieren. Der Einsatz externer Moderatoren eignet sich für Unternehmen besonders, da sie mit den Entwicklungsprozessen vertraut sind und eine objektive Sichtweise vertreten können (vgl. Kaminski, 2013, S.49-52).

4. Die Rolle der Führungseben bei der Integration des BGM

Laut einer Online Studie des Instituts für betriebliche Gesundheitsberatung in Kooperation mit der Techniker Krankenkasse und dem Personalmagazin der Haufe Gruppe sind 88,3 Prozent der 820 Befragten der Meinung, dass das Engagement der Führungskräfte der wichtigste Faktor für die Förderung der Beschäftigungsgesundheit ist (vgl. Krapf et al, 2017, S.5).

Dieses Ergebnis unterstützt die Aussage, dass Gesundheitsmanagement eine Aufgabe des Managements ist und deswegen direkt bei der Geschäftsleitung angesiedelt sein muss (vgl. Busch et al, 2013, S.4). Werden Führungskräfte aus Wirtschaft und Industrie nach dem höchsten Gut ihres Unternehmens gefragt, lautet die Antwort in der Regel: Die

Mitarbeiter! Werden nun die einzelnen Mitarbeiter nach ihrem höchsten Gut gefragt, lautet die Antwort: Die Gesundheit! (vgl. Condras/Winter, 2015, S.9).

Eine verantwortungsbewusste und gesundheitsorientierte Führungskraft muss den Mitarbeitern klar zu verstehen geben, dass bei einem krankheitsbedingtem Ausfall, tatsächlich auch nicht gearbeitet werden soll. Leider entspricht dieses Idealbild nicht der gängigen Praxis, denn die wenigsten Mitarbeiter können von sich behaupten, nicht schon einmal krank auf der Arbeit erschienen zu sein, sei es wegen eines wichtigen Termins oder der Einhaltung einer gesetzten Frist (vgl. Busch, 2013, S.27). Diese persönliche Einstellung hat negative Auswirkungen auf die eigene Gesundheit. Produktivitätssteigernde Managementkonzepte gelten als Auslöser dieses Verhaltens, wie zum Beispiel unternehmerisches Denken und Handeln oder firmeninterne Konkurrenzsituationen durch interne Profit-Center. Dadurch wird eine andauernde Drucksituation mit extremer psychischer Belastung geschaffen, die durch Schuldgefühle, mangelnde Kommunikation oder inneren Zielkonflikten geprägt wird (vgl. Busch, 2013, S.28).

Wenn aktiv gegen die oben genannten Probleme, bspw. durch Zielvereinbarungen zur Stärkung des Selbstbewusstseins, vorgegangen wird, können Erfolge verzeichnet werden, welche gesundheitsschädigendes Verhalten verringern (vgl. Busch, 2013, S.29). Je organisierter und strukturierter die Arbeit gestaltet ist, desto klarer ist den Mitarbeitern ihre Aufgabe und desto stressfreier können sie diese erledigen. Seit 2011 haben die psychischen Erkrankungen die physischen eingeholt und der Anteil daran ist weiter steigend. Laut einer Untersuchung aus dem Jahr 2008 der Bundesanstalt für Arbeitsschutz und Arbeitsmedizin kosten krankheitsbedingte Produktionsausfälle die Unternehmen weit mehr als 100 Milliarden Euro pro Jahr (vgl. Busch, 2013, S.39). Mitarbeiter, die krankheitsbedingt ausgefallene Kollegen vertreten müssen, klagen über ein schlechtes Arbeitsklima, eine hohe Fehlerquote und anfallende Mehrarbeit. Für eine langfristige Verhaltensänderung der Mitarbeiter muss zunächst die Motivation gestärkt werden, da diese eine Grundlage für die betriebliche Gesundheitsförderung darstellt (vgl. Busch, 2013, S.39-40).

Der Begriff Motivation wird laut Duden als Gesamtheit der Beweggründe oder Einflüsse definiert, die eine Entscheidung oder Verhalten beeinflussen und zu einer Handlungsweise anregen (vgl. Duden, Digitale Quelle). Dabei wird zwischen intrinsischer und extrinsischer Motivation unterschieden. Unter der intrinsischen Motivation wird der Antrieb von innen heraus verstanden, d.h. die Handlung selbst wirkt motivierend und wird durch Idealvorstellungen beeinflusst. Die extrinsische Motivation wird dagegen durch äußere Reize hervorgerufen und ist zweckgerichtet, um Vorteile zu erzielen und Nachteile zu vermeiden. Abschließend ist noch zu erwähnen, dass sowohl der intrinsische, als auch extrinsische Anteil der Motivation bei jedem Menschen unterschiedlich ausgeprägt ist (vgl. Hochschule Bonn-Rhein-Sieg, 2017, S.10).

Bei der Gesunderhaltung handelt es sich um ein grundlegendes menschliches Bedürfnis, was bedeutet, dass es in der Verantwortung der Führungskräfte liegt, die Mitarbeiter entsprechend zu motivieren. Ein Werkzeug für die Motivation stellt das Empowerment dar. Unter diesem Begriff wird die Unterstützung des Mitarbeiters durch Maßnahmen und Strategien verstanden, die seine Gesunderhaltung und Selbstverantwortung verhaltenswirksam umsetzen (vgl. Uhle/Treier, 2015, S.184).

Dieses Empowerment muss durch die Führungskräfte als Vorbild für die Mitarbeiter in ihrer Verantwortung vorgelebt und umgesetzt werden. Nachhaltige und langfristige Erfolge werden u.a. durch Führungsinstrumente geschaffen. Eine gesunde systematische Führung besteht darin, die Mitarbeiter zu motivieren, erreichbare und realistische Ziele zu vereinbaren und diese auch anschließend zu kontrollieren. Dadurch entsteht Sicherheit und Transparenz. Eine zusätzliche Vergütung als Belohnung kann eine persönliche Anerkennung und Wertschätzung, die ein menschliches Grundbedürfnis befriedigt, nicht ersetzen. Wenn die Ergebnisse der Zielvereinbarung entsprechen, sollte der Vorgesetzte Wertschätzung und Lob aussprechen, um die erbrachte Leistung anzuerkennen, andernfalls sind beim Nichterreichen der Ziele Gründe dafür zu suchen und korrigierende Maßnahmen zu ergreifen, um dies zukünftig zu verbessern (vgl. Uhle/Treier, 2015, S.133). In der Regel genügt eine Reflexion zwischen Mitarbeiter und Führungskraft, eine Analyse der Ursachen, die zur Nichterreichung der Ziele geführt haben sowie das Ergreifen geeigneter Maßnahmen. Das bedeutet, dass die Ziele zukünftig abstrakter oder detaillierter, lang- oder kurzzyklischer festgelegt werden müssen (vgl. Uhle/Treier, 2015, S.53). Zu schnellen Erfolgen gelangt man als Führungskraft, indem die Eigeninitiative der Mitarbeiter gefördert und ihnen Verantwortung übertragen wird. Dabei wird zusammenfassend deutlich herausgestellt, welche wichtige Rolle die Führungsebene bei einer erfolgreichen Umsetzung eines BGM-Konzeptes einnimmt und in Zukunft weiterhin einnehmen wird.

5. Veränderungen durch das BGM

Das betriebliche Gesundheitsmanagement hat sich in den letzten Jahren stark weiterentwickelt und in vielen neuen Bereichen etabliert. Die Grundidee des BGMs beschreibt das physische Wohl der Mitarbeiter, damit das Leistungsspektrum der Belegschaft voll ausgeschöpft werden kann. Der Betriebsrat als Vertretungsorgan der Mitarbeiter forderte schon seit Ende der 1990er Jahre in Bezug auf den demografischen Wandel in Unternehmen eine stärkere Anerkennung der gesundheitlichen Folgen einer sich verändernden Arbeitswelt.

„Zunehmender Wechsel von manueller zu geistiger Tätigkeit, Globalisierung der Volkswirtschaft, permanente Reorganisierungen und Zusammenschlüsse, Einführung von Informations- und Kommunikationstechnologien, die 24-Stunden-Wirtschaft, neue Produktionskonzepte, die rasche Ausdehnung des Dienstleistungssektors, Flexibilisierung der Arbeit, Mitnahme von Arbeit mit nach Hause und steigende Arbeitsbelastungen sind beispielhaft wesentliche Ursachen von zunehmender Arbeitsverdichtung und Arbeitsstress." (vgl. Esslinger/Emmert/Schöffski, 2010, S.210).

Der Arbeitsalltag hat sich sichtlich verändert und stellt neue Herausforderungen an den Arbeitnehmer, indem beispielsweise versucht wird, die Verantwortung zur Erfassung und Einhaltung der Arbeitszeit auf den Mitarbeiter zu übertragen. Diese Formen von Managementsystemen führen zur Überlastung der Mitarbeiter und haben einen Negativeffekt auf die gesundheitliche Förderung. Die Trennung zwischen Arbeit und Freizeit wird immer komplizierter, da berufliche E-Mails auch auf dem privaten Smartphone abgerufen werden können und Vorgesetzte die Privatnummer der Mitarbeiter teilweise sogar für berufliche Zwecke nutzen. Auf einer Tagung des Instituts für sozialwissenschaftliche Forschung, wurde die Situation wie folgt beschrieben: „Die Menschen surfen an der Grenze der Belastbarkeit und Verbrennen an den Ansprüchen an die Qualität der eigenen Arbeit." (vgl. Esslinger/Emmert/Schöffski, 2010, S.211).

Aus diesen gewonnenen Erkenntnissen, welche Veränderungen in der Arbeitswelt die Mitarbeiter zunehmend belasten, sind Maßnahmen zur Verbesserung der Situation unumgänglich beziehungsweise zwingend notwendig. Unternehmen können durch eine zielgerichtete Gestaltung einer gesundheitsgerechten Arbeitswelt einen zentralen Beitrag zur Gesundheitsförderung leisten.

Die folgende Auswertung der Studie, welche von der Versicherungsgruppe Continentale über ein Marktforschungsinstitut im Jahr 2013 mit 609 Teilnehmern durchgeführt wurde, zeigt, welche Maßnahmen im Bereich des BGMs für die wichtigsten gehalten werden (vgl. Continentale Versicherung, 2013, S.9).

Weiche Kriterien, wie eine ausgewogene Work-Life-Balance oder ein betriebliches Gesundheitsmanagement, gewinnen immer mehr an Bedeutung. Themen dieser Studie sind unter anderem der Umfang der Angebote im betrieblichen Gesundheitsmanagements, was den Arbeitnehmern wichtig ist, was sie sich wünschen und welche Faktoren bei der Arbeitgeberwahl ausschlaggebend sind. Aus der Studie wird ersichtlich, dass 55% der befragten Arbeitnehmer Unterstützung bei der Vereinbarkeit von Privat- und Arbeitsleben erhalten, doch ein betriebliches Gesundheitsmanagement in den meisten Unternehmen weiterhin ausbaufähig ist.

Im Bereich BGM bieten viele Arbeitgeber schon einige Maßnahmen an. Flexible Arbeitszeiten können bereits 59% der befragten Arbeitnehmer nutzen. Ebenso wird häufig eine gesunde Arbeitsplatzgestaltung und Ernährung gefördert. Weitere Maßnahmen sind u.a. medizinische Angebote, Sportaktivitäten außerhalb der Arbeitszeit oder Suchtmittelentwöhnung. Große Unternehmen bieten eine umfangreichere Auswahl als kleine und mittlere Unternehmen an, Angestellte können mehr Maßnahmen nutzen als Arbeiter und der Westen hat ein größeres Angebot als die ostdeutschen Bundesländer.

Arbeitnehmer wünschen sich ein größeres Angebot an Maßnahmen; wünschen sich jedoch mehr als sie in der Regel nutzen. Im Durchschnitt nehmen 50% der Arbeitnehmer die angebotenen Maßnahmen auch wahr (vgl. Continentale Versicherung, 2013, S.7). Von mindestens 69% wurde die abgefragten BGM Maßnahmen für sinnvoll gehalten, bei manchen Kriterien waren es sogar 90%. Die drei wichtigsten und an den häufigsten genannten Angeboten sind die gesunde Arbeitsplatzgestaltung, variable Arbeitszeiten und Möglichkeiten für eine gesunde Ernährung.

Obwohl das BGM für sinnvoll gehalten wird und mehr Maßnahmen gewünscht werden, hat es nur bei wenigen Befragten einen Einfluss auf die Arbeitgeberwahl. Nur jeder fünfte berücksichtigt diesen Aspekt bei der Wahl seines Arbeitgebers (vgl. Continentale Versicherung, 2013, S.7).

Die Work-Life-Balance ist je nach Beruf sehr unterschiedlich ausgeprägt und kann stark variieren. Mechatroniker welche bspw. in einer Autowerkstatt arbeiten können somit vermehrt nach der Arbeitszeit den Feierabend nutzen und die Arbeit hinter sich lassen, als bspw. Berater, Wirtschaftsprüfer, Bänker oder Manager, wo die Entwicklung zeigt, dass in der Regel eine ständige Erreichbarkeit vorausgesetzt wird (vgl. Vera/Stierle, 2014, S.379).

6. Ausblick und Fazit

Die hier vorliegende Arbeit hat sich zu Beginn folgenden Fragestellungen entgegnet:

- *Welche Bedeutung gewinnt ein BGM heutzutage?*
- *Wie gelingt die erfolgreiche Integration eines BGM?*
- *Welche Barrieren gilt es zu identifizieren?*
- *Welche Rolle spielt die Führungsebene bei der erfolgreichen Integration?*

In Anbetracht der erwähnten Ausgangslage, lässt sich abschließend feststellen, dass ein betriebliches Gesundheitsmanagement im heutigen Zeitalter stetig an Bedeutung gewinnt und in Zukunft weiterhin gewinnen wird, was vor allem auf die zunehmende

Arbeitsbelastung und -verdichtung zurückführen ist. Herbeigeführt durch zunehmende Stressfaktoren, steigender Arbeitsintensitäten, durchgängiger Erreichbarkeit sowie der Verschiebung von Berufsleben und Freizeit, gewinnt ein zielführendes und effizientes betriebliches Gesundheitsmanagement sowohl für Unternehmen als auch für Mitarbeiter, Bewerber des Unternehmens als auch für weitere relevante Stakeholder zunehmend an Bedeutung.

In Kapitel 3.1 wurden dabei die differenzierten „harten" (z.b. Fehlzeiten) sowie „weichen" (z.b. Mitarbeiterzufriedenheit) Faktoren dargestellt und damit einhergehend verdeutlicht, dass sowohl das Unternehmen, als auch die Mitarbeiter selber, von einem nachhaltigen BGM profitieren. Dabei wurde in Kapitel 3.2 festgehalten, dass für den Erfolg des jeweiligen Konzepts eine strategische Planung, stringente Durchführung sowie stetige Überprüfung vorzunehmen ist, damit für das Unternehmen und die Mitarbeiter, nachhaltig spürbarer und messbarer Mehrwert generiert werden kann. Letzteres und der damit einhergehende Erfolg des Konzepts, wird durch das Beachten von potenziellen Barrieren, wie bspw. mangelnder Kontinuität oder fehlende Einbindung der Stakeholder, untermauert.

Um auf die zu Beginn gestellte Forschungsfrage „Welche Rolle spielt die Führungsebene bei der erfolgreichen Integration eines betrieblichen Gesundheitsmanagements", einzugehen, ist es notwendig, die in Kapitel 4 dargestellten Informationen erneut aufzugreifen. Dabei hat sich herausgestellt, dass die Führungsebene zum einen für die koordinierte Planung, Durchführung sowie Überprüfung zuständig ist und zum anderen über eine Vielzahl an Instrumenten verfügt, welche mittelfristig erheblichen Einfluss auf die gesundheitliche Entwicklung der Mitarbeiter haben. Neben klaren Zieldefinitionen, offener Kommunikation und der intensiven Motivationsförderung, liegt es auch im Aufgabenbereich der Führungsebene, die Aufgaben, deren Verteilung sowie die individuelle Eignung der einzelnen Mitarbeiter zu begutachten. Final ist somit festzustellen, dass die Führungsebene sowohl für die Prüfung auf Eignung, die Planung und Koordination sowie stetige Kontrolle des Konzepts und der Mitarbeiter verantwortlich ist. Davon ausgehend ist weiter festzustellen, dass für die erfolgreiche

Integration eins erfolgswirksamen betrieblichen Gesundheitsmanagements, die Führungsebene eine zentrale Rolle einnimmt.

Literaturverzeichnis

Literaturquellen

Busch, G.; Kentgens, M.; Mair, V.; Morf-Koller, M.;
Ratzeburg, K.; Welz, S. (2013): Betriebliches Gesundheitsmanagement in der
Praxis – Von der Analyse bis zur Umsetzung
Hamburg 2013

Badura, B.; Greiner, W.; Rixgens, P., Ueberle, M.; Behr, M. (2013):
Sozialkapital – Grundlagen von Gesundheit und Unternehmenserfolg
2. Auflage, 2013 Wiesbaden

Conrads, T.; Winter, U. J. (2015): Integratives Betriebliches
Gesundheitsmanagement – Begleitung der 6+1 Wachstumsphasen vom
Sprössling zur Eiche
Mülheim a. d. Ruhr 2015

Continentale Krankenversicherung a.G. (2013): Betriebliches
Gesundheitsmanagement aus Sicht der Arbeitnehmer - was wird geboten,
gewünscht und genutzt
Dortmund 2013

Egger, M., Razum, O., Rieder, A. (Hrsg.) (2018): Public Health Kompakt
Berlin Boston, 2018

Esslinger, A. S.; Emmert, M.; Schöffski, O. (Hrsg.), (2010): Betriebliches
Gesundheitsmanagement - Mit gesunden Mitarbeitern zu unternehmerischem
Erfolg
Wiesbaden 2010

Habermann-Horstmeier, L.; Schmid, K.; Pletscher, C.; Klien, C. Arbeit und
Gesundheit, in Egger, M., Razum, O., Rieder, A. (Hrsg.): Public Health Kompakt,
Berlin Boston 2018, S. 317

Hochschule Bonn-Rhein-Sieg (2017): Einführung: Mehr
Gesundheitskompetenz durch Nachhaltige Sensibilisierung
2017

Hochschule Bonn-Rhein-Sieg (2017): Studie: Mehr Gesundheitskompetenz
durch Nachhaltige Sensibilisierung, 2017

Huber, S. Betriebliches Gesundheitsmanagement und Personalmanagement, in
Esslinger, A. S.; Emmert, M.; Schöffski, O. (Hrsg.): Betriebliches
Gesundheitsmanagement - Mit gesunden Mitarbeitern zu unternehmerischem
Erfolg
Wiesbaden 2010

Kaminski, M. (2013): Betriebliches Gesundheitsmanagement für die Praxis – Ein Leitfaden zu systematischer Umsetzung der DIN SPEC 91020
Wiesbaden 2013

Kiesche, E. (2013): Betriebliches Gesundheitsmanagement – Betriebs- und Dienstvereinbarungen, Analyse und Handlungsempfehlungen
Frankfurt am Main 2013

Krapf, F.; Baas, J.; Schmitt, K. (2017): Der Studienband: „#whatsnext – Gesund arbeiten in der digitalen Arbeitswelt"
Freiburg 2017

Lippke, S.; Renneberg, B., Konzepte von Gesundheit und Krankheit, in: Renneberg, B., Hammelstein, P. (Hrsg.): Gesundheitspsychologie
2006 Heidelberg

Pfannstiel, M. A.; Mehlich, H. (2016): Betriebliches Gesundheitsmanagement - Konzepte, Maßnahmen, Evaluation
Wiesbaden 2016

Uhle, T.; Treier, M. (2015): Betriebliches Gesundheitsmanagement Gesundheitsförderung in der Arbeitswelt – Mitarbeiter einbinden, Prozesse gestalten, Erfolge messen
3. Auflage, Berlin Heidelberg 2015

Rimbach, A. (2013): Entwicklung und Realisierung eines integrierten betrieblichen Gesundheitsmanagements in Krankenhäusern - Betriebliches Gesundheitsmanagement als Herausforderung für die Organisationsentwicklung
Mering und München 2013

SGS Schaumburg (2013): BGM – das 6-Phasen Modell
Schaumburg, 2013

Stierle, J.; Vera, A. (Hrsg.) (2014): Handbuch Betriebliches Gesundheitsmanagement – Unternehmenserfolg durch Gesundheits- und Leistungscontrolling
Stuttgart 2014

Tèrnes, A.; Klenke, B.; Jerusel, M.; Schmidtbleicher, B. (2017): Integriertes Betriebliches Gesundheitsmanagement – Sensibilisierungs-, Kommunikations-, und Motivationsstrategien
Wiesbaden 2017

Digitalquellen

Bundesministerium für Gesundheit (BMG):
https://www.bundesgesundheitsministerium.de/themen/praevention/betriebliche
-gesundheitsfoerderung/was-steckt-dahinter/
zuletzt abgerufen und geprüft, am 16.11.2021

Duden:
https://www.duden.de/rechtschreibung/Motivation/
zuletzt abgerufen und geprüft, am 15.11.2021

Abbildungsverzeichnis

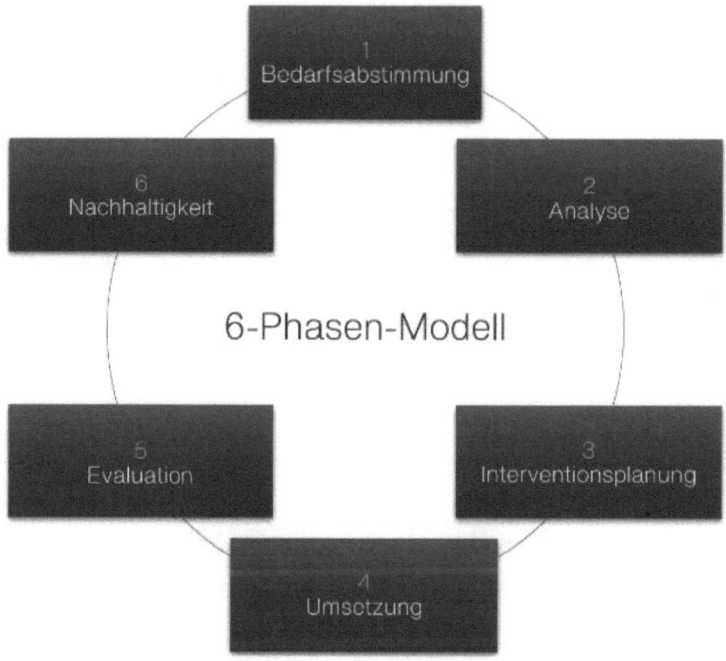

Abbildung 1: „Das 6-Phasen-Modell"

Eigene Darstellung, in Anlehnung an SGS Schaumburg, 2013, S.5-7

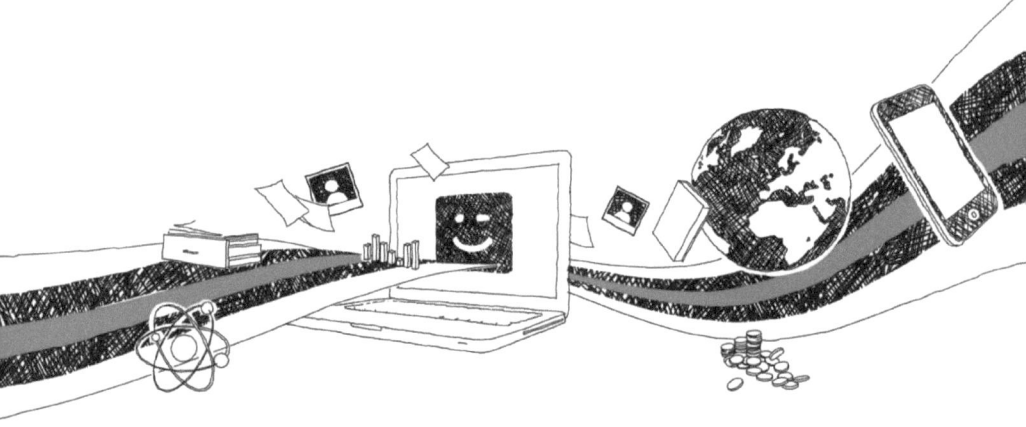
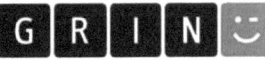